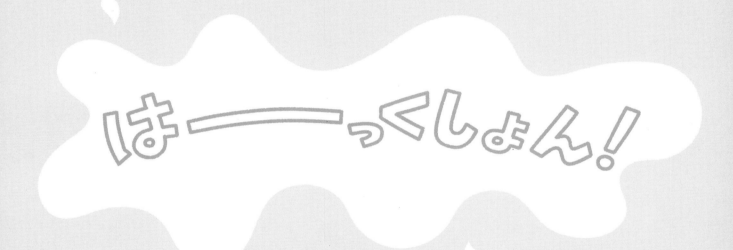
はーーっくしょん！

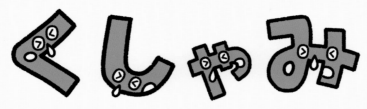

くしゃみ

これが ＼でた／ っていうことは…❸

おや？ ユウタの 左の はなから なにかが とび出しました。

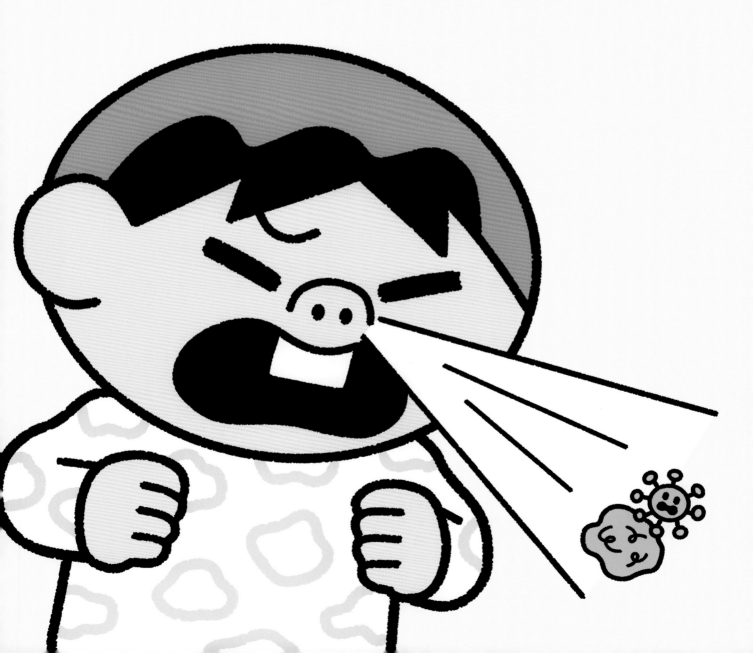

「ちぇっ、おい出されちゃったよ。」
このこは　かぜの　ウイルス。
体の中に　入りこんで、かぜを　ひかせちゃう　やっかいものです。

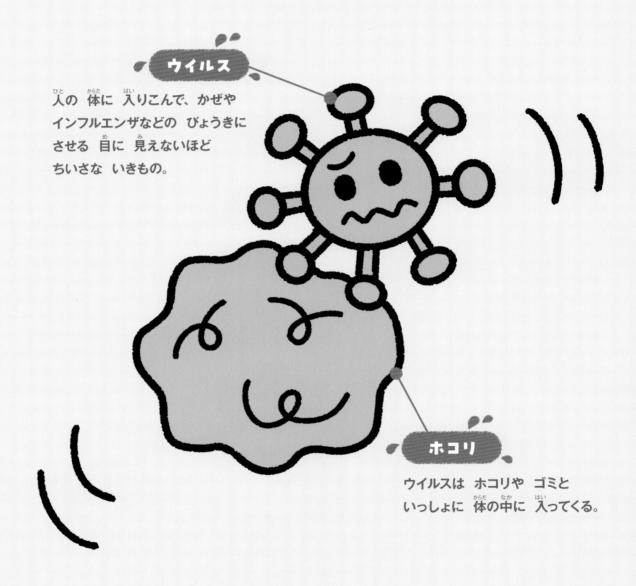

ウイルス

人の　体に　入りこんで、かぜや
インフルエンザなどの　びょうきに
させる　目に　見えないほど
ちいさな　いきもの。

ホコリ

ウイルスは　ホコリや　ゴミと
いっしょに　体の中に　入ってくる。

「よーし、こんどは はんたいがわの
はなのあなから 入っちゃおうっと。とつげきー!!」

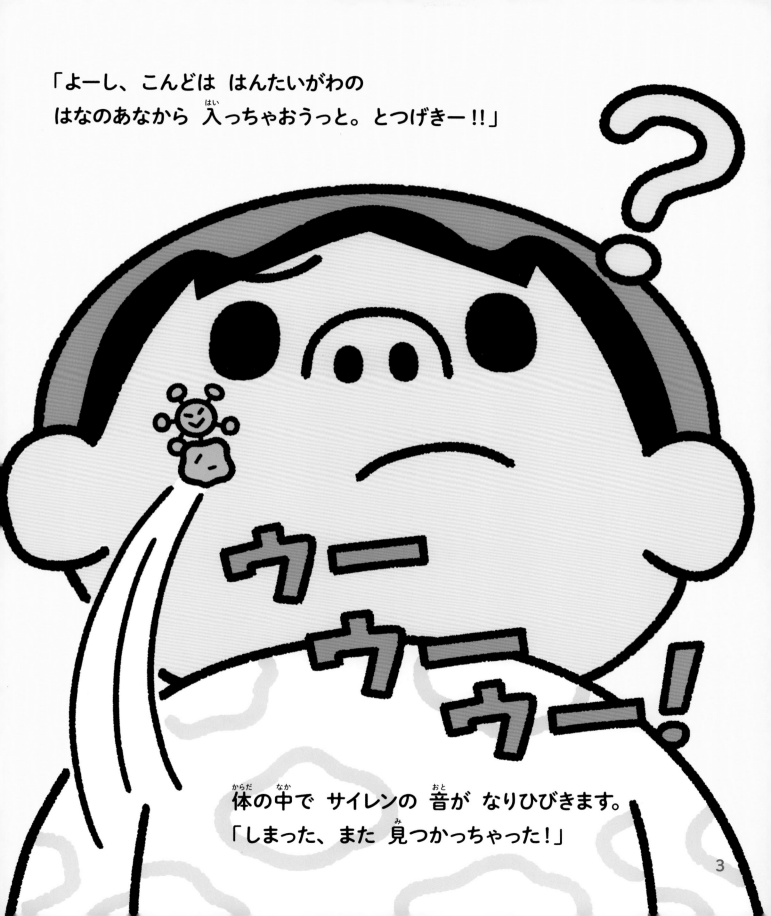

ウー
ウウー
ウー!

体の中で サイレンの 音が なりひびきます。
「しまった、また 見つかっちゃった!」

3

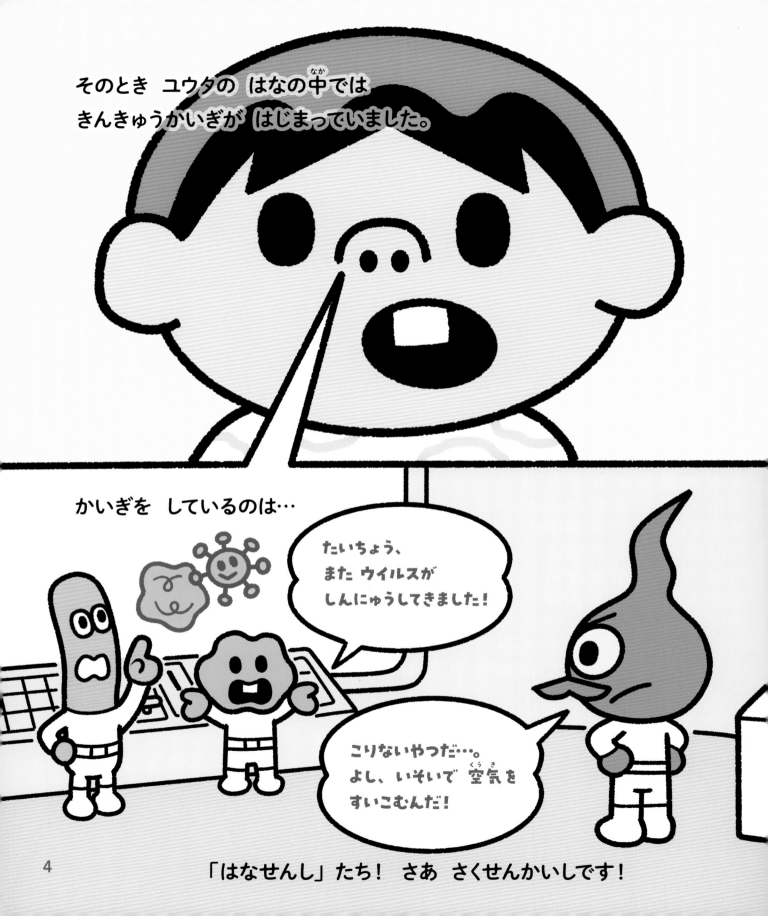

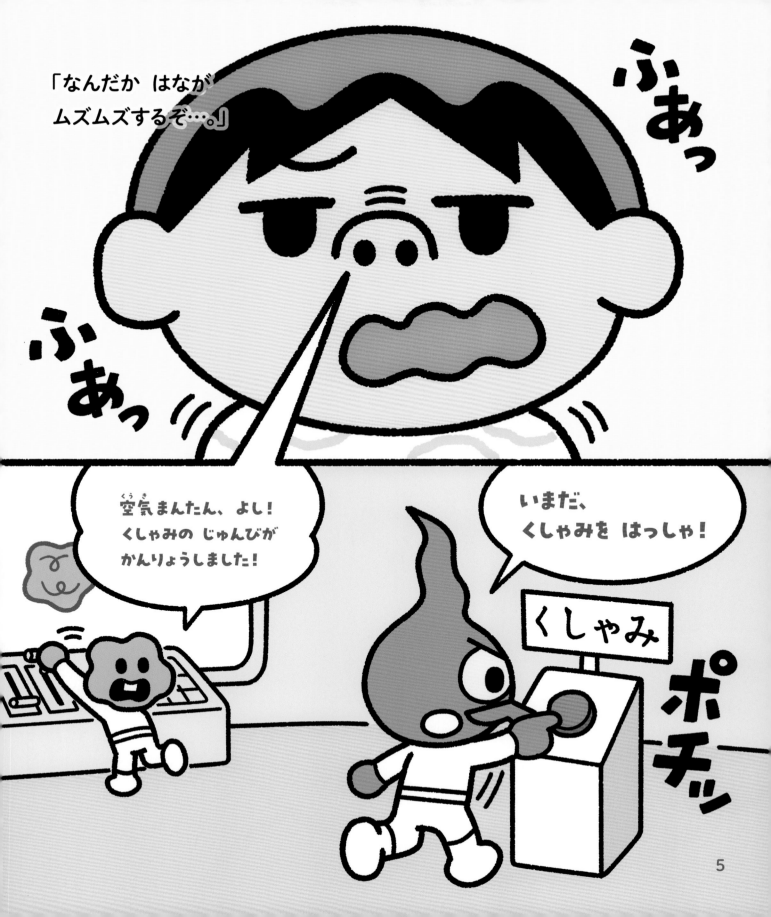

ふぁっくしょ〜〜〜〜ん！

はなと 口から 空気が いっきに ふき出て、
ウイルスは また ふきとばされてしまいました。

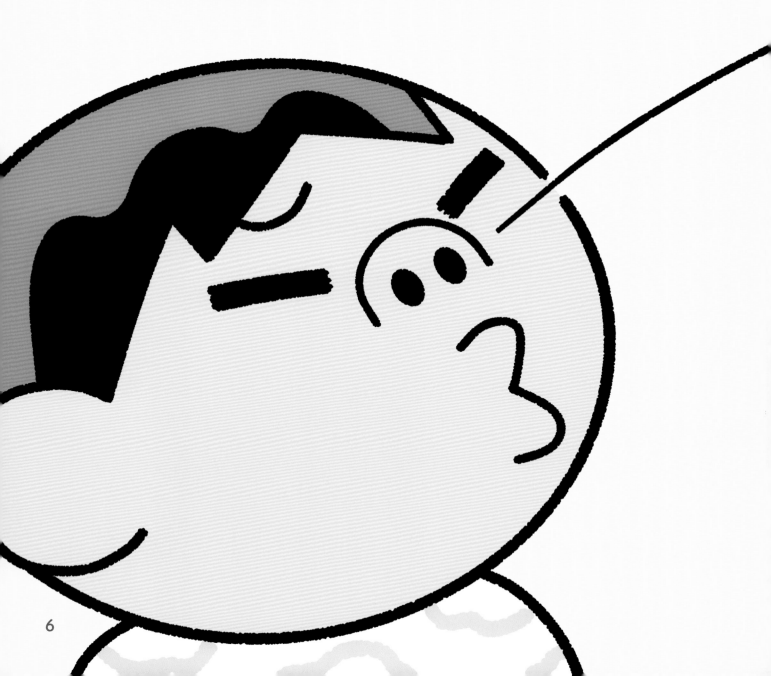

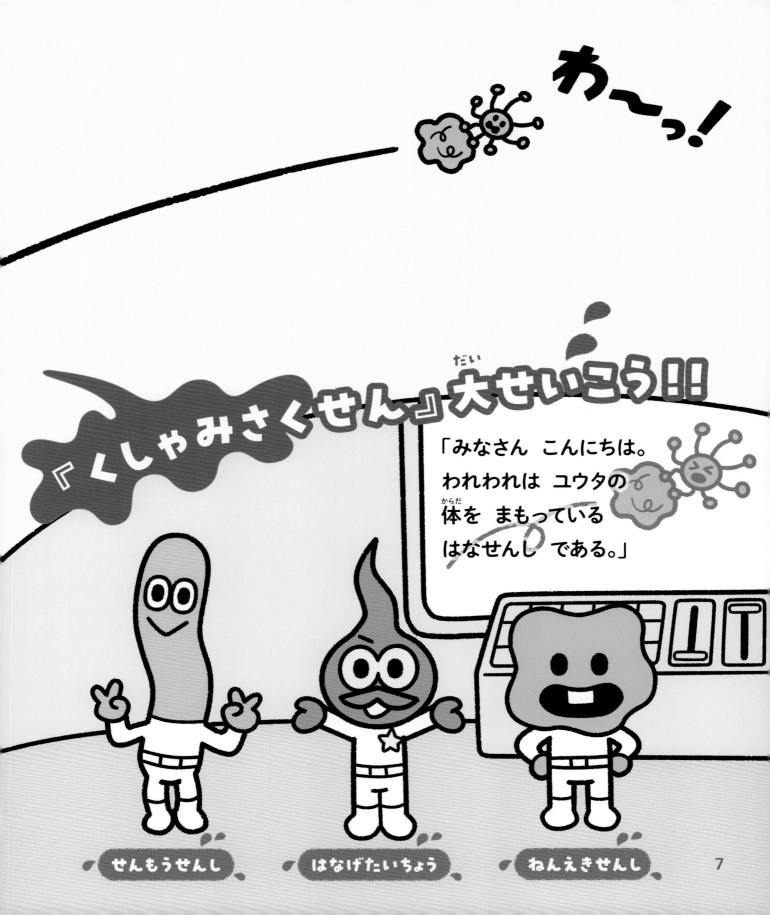

わ～っ！

『くしゃみさくせん』大せいこう!!

「みなさん こんにちは。
われわれは ユウタの
体を まもっている
はなせんし である。」

せんもうせんし

はなげたいちょう

ねんえきせんし

7

「われわれは はなの中で
それぞれの もちばを まもっている。
体の中に 入る 空気に いじょうが ないか、
いつも みはっているのだ。」

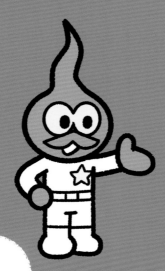

はなげ
はなの
入り口に
はえている。

はなは 体の 空気せいじょうき

空気は はなを とおる
あいだに あたためられ、
てきどに しめりけを
あたえられる。こうして
体にとって やさしい
空気に なるんだ。

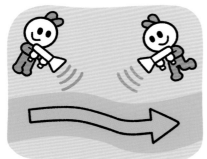

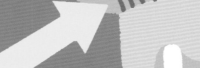

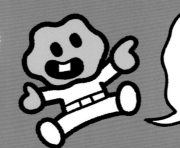
これは、
はなの中を
よこから
見た ところ。

はなの やくわり

はなには ほかにも、
においを かいだり、
こえを ちょうせつする
やくわりが あるんだ。

はなを
つまむと…

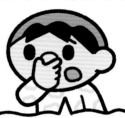

なんだかうまく
しゃべれない……

ねばねばした
水（みず）のような もの。

ねんえき

せんもう

じゅうたんの
けのような
こまかい け。

はなの おくは
口（くち）と
つながっている。

「人（ひと）が いきをするとき、
じつは ほとんどの 空気（くうき）は
はなから すいこまれるのだぞ。」

「われわれ はなせんしたちの しごとは、
はなの中に 入ってくる 空気を きれいにすることなのだ！
ゴミや ホコリに まぎれて しのびこもうとする
ウイルスたちも つかまえるぞ！」

はなげせんし

はなの 入り口で ゴミや
ホコリなどを ブロック！

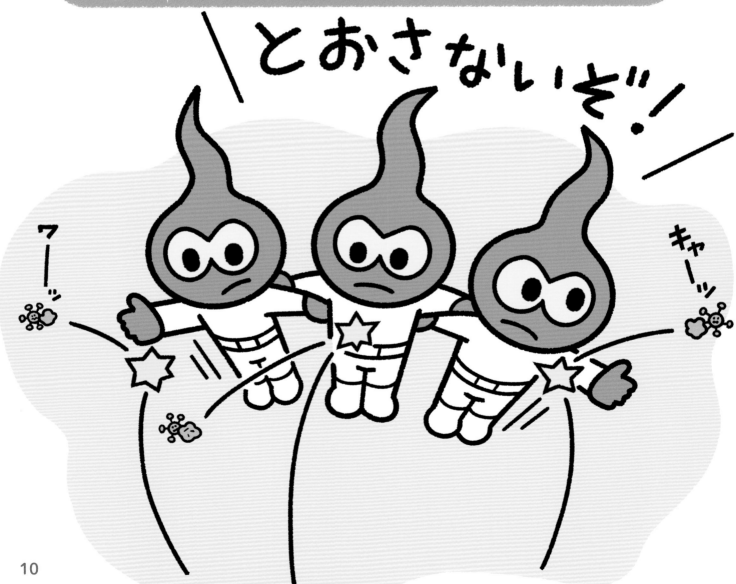

とおさないぞ！

フーッ

キャーッ

ねんえきせんし

はなげせんしを すりぬけた ゴミや ホコリを
ねばねばな 体で からめとって つかまえる!

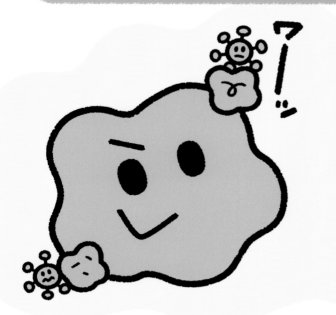

ワーッ

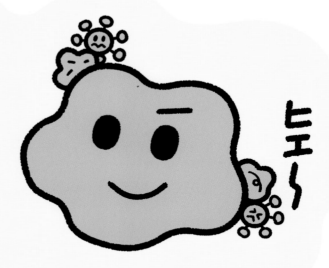

ヒエ〜

せんもうせんし

ねんえきせんしが つかまえた ゴミや
ホコリを そとへ はこび出す!

はな水や たんと
いっしょに 体の
そとへ 出す。

もうダメだ〜!

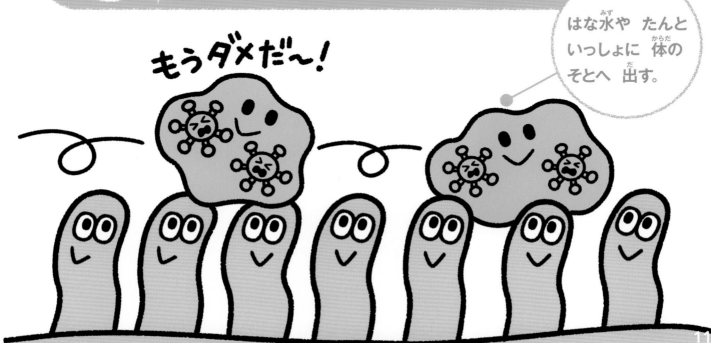

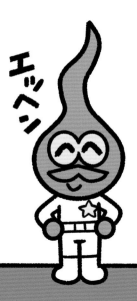
エッヘン

「そして くしゃみは
われわれの ひっさつわざなのだ!!
ゴミや ホコリなど、体に 入ったら こまるものを、
いっきに はなや 口から おい出せるのだよ!」

はなから ゴミや ホコリが 入ると、
はなが ムズムズする。これが
あいずに なって、くしゃみの
じゅんびが はじまる。

体の中に じゅうぶんな 空気が
すいこまれると、はなと 口から
いっきに はき出され、ゴミや
ホコリが ふきとばされる。

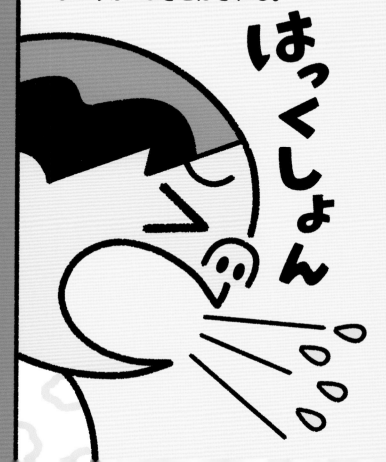
はっくしょん

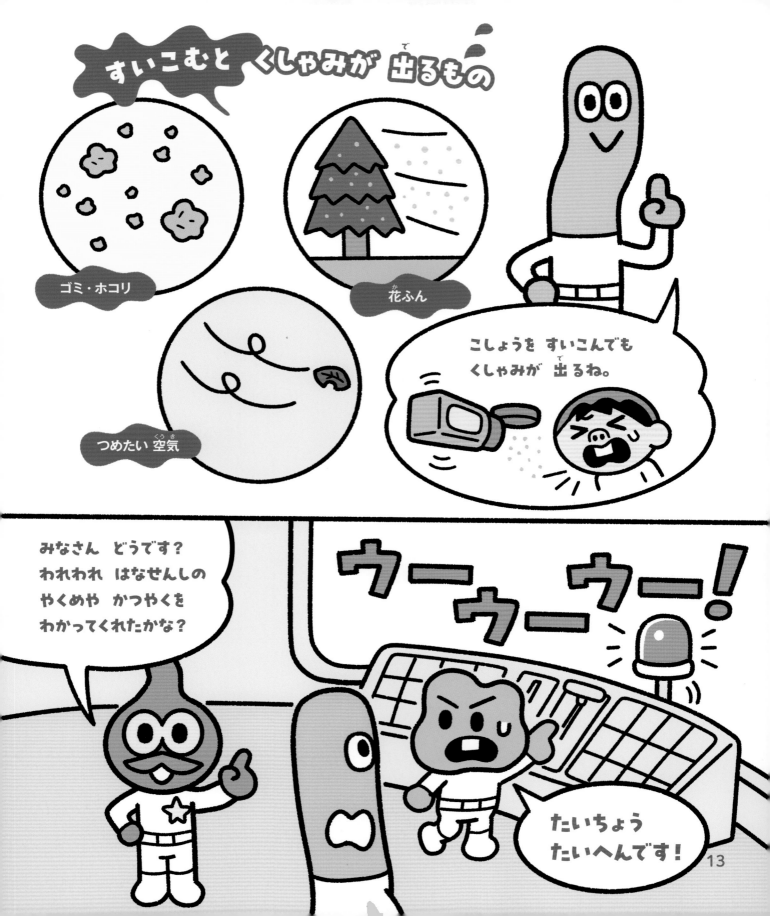

「ウイルスの たいぐんが やってきます!」
「なんだと!? しつこいやつらめ…。
　よし、ねんえきせんしを あつめるんだ!」

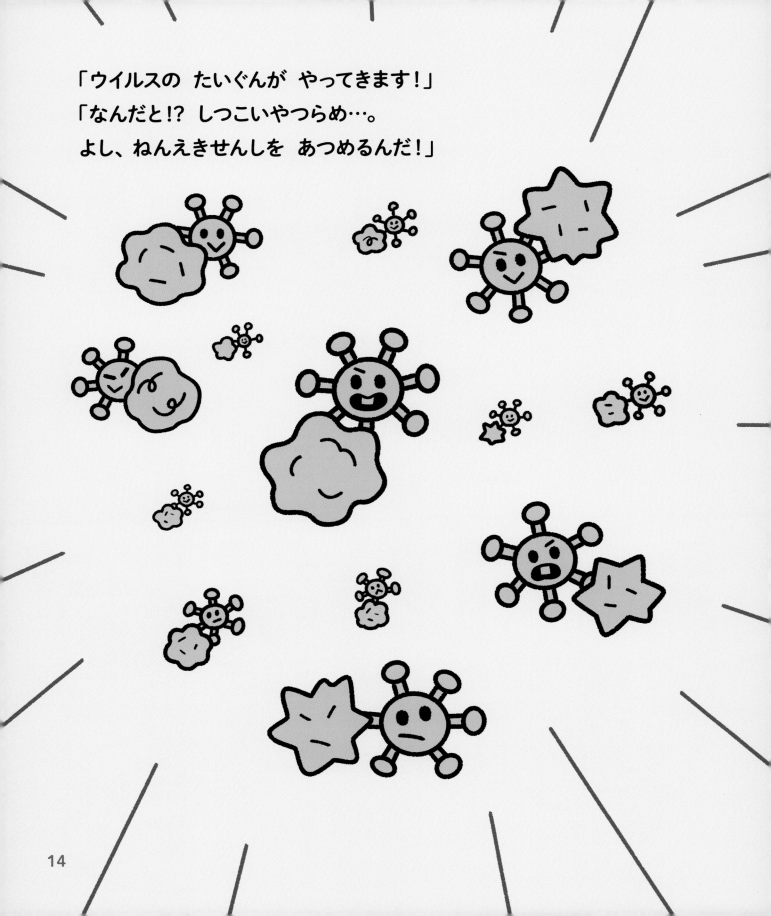

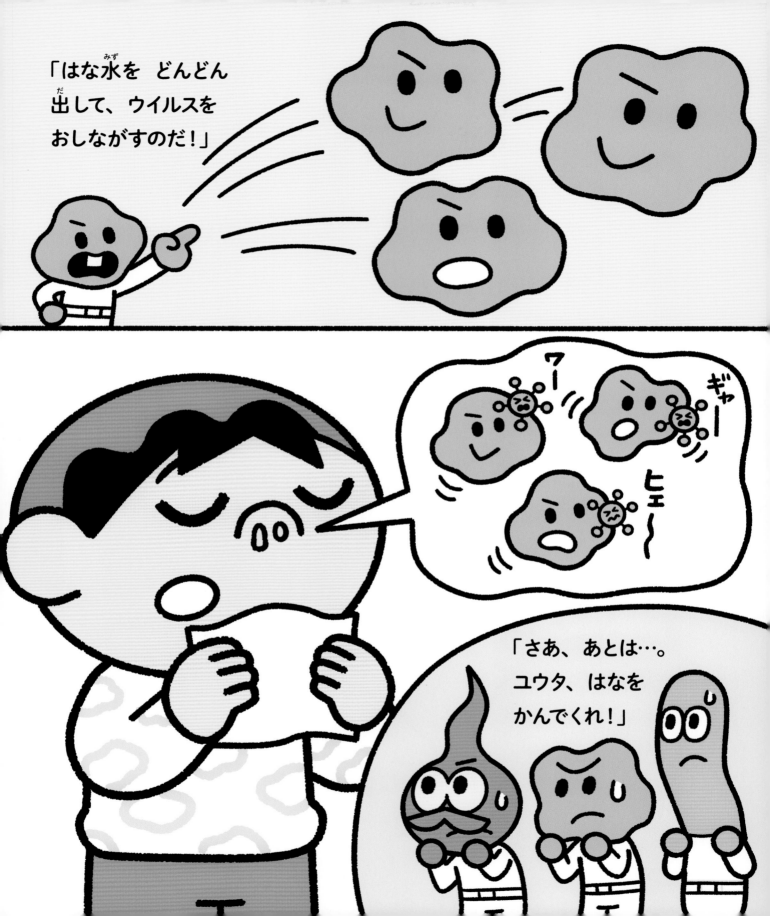

おみごと！　ユウタが　じょうずに　はなを　かんだので、
ウイルスたちは　ティッシュへと　おい出されました。

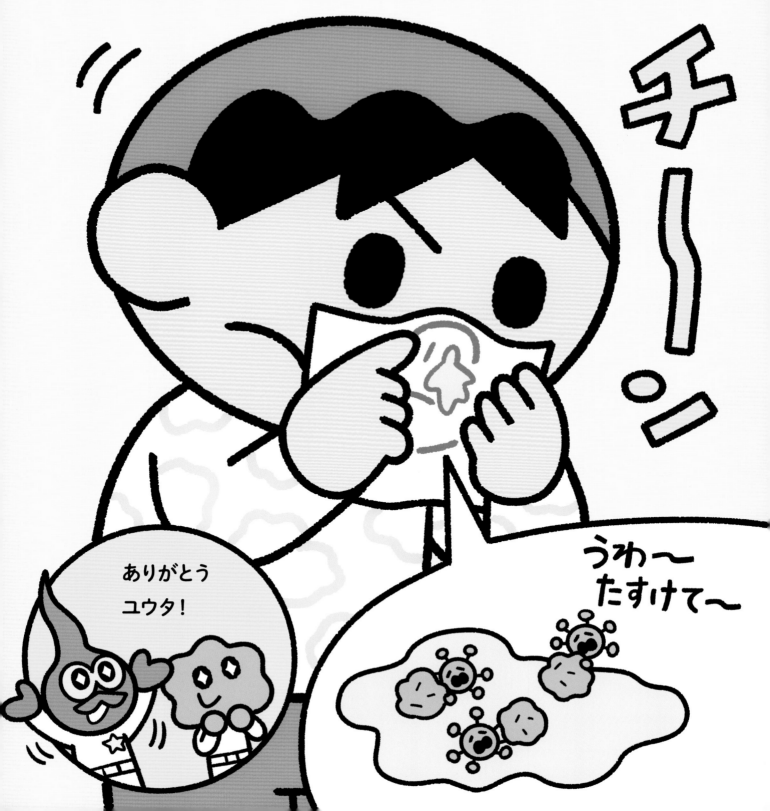

郵 便 は が き

１０１−００６２

〈受取人〉

東京都千代田区神田駿河台２−５

株式会社 理論社

読者カード係　行

お名前（フリガナ）
_____

ご住所　〒　　　　　　　　　　　TEL
_____

e-mail
_____

書籍はお近くの書店様にご注文ください。または、理論社営業局にお電話ください。

代表・営業局：tel 03-6264-8890　　fax 03-6264-8892

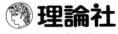

https://www.rironsha.com

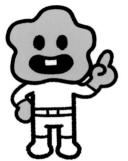

はなの かみかたにも ポイントが あるぞ。

✦ 正しい はなの かみかた ✦

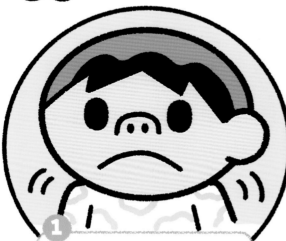

1 口から いきを すって とめる。

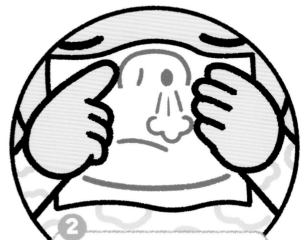

2 かたほうの はなを おさえて、
もう かたほうの はなから
やさしく いきを 出す。

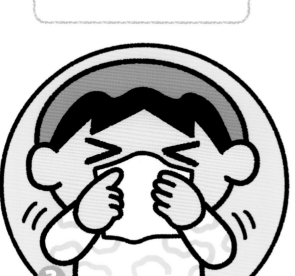

3 はな水を ぜんぶ 出しきるまで、
しっかりと かむ。

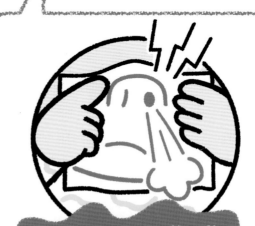

つよく かむと、はなの中や 耳が
きずつくので ちゅうい!

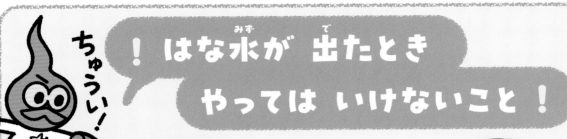

！ はな水が 出たとき やっては いけないこと ！

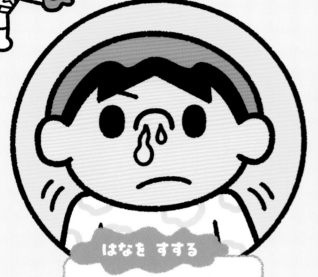

はなを すする

はなの中に はな水が
つまってしまう。

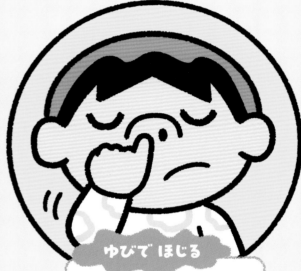

ゆびで ほじる

はなの中が きずついて、
はなぢが 出ることが ある。

✦ はな水を かんさつしよう ✦

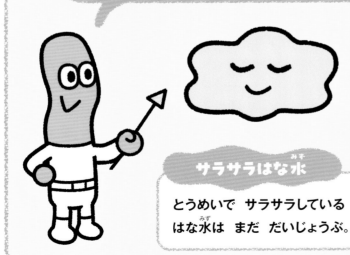

サラサラはな水

とうめいで サラサラしている
はな水は まだ だいじょうぶ。

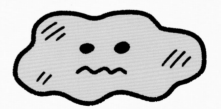

ドロドロはな水

きいろや みどりいろっぽく
にごっているときは、ウイルスと
たたかっている しょうこ。

18

はなが つまると いきが できなくなって、口が あいてしまう。
口で いきを していると、体に よくないことが たくさん おこるんだ。

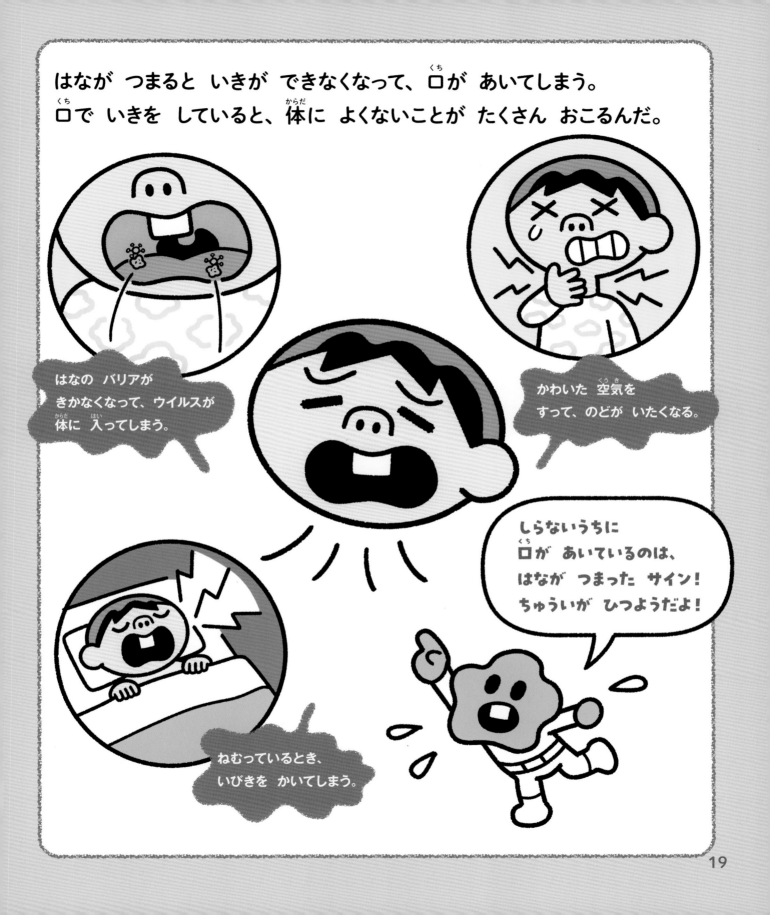

はなの バリアが
きかなくなって、ウイルスが
体に 入ってしまう。

かわいた 空気を
すって、のどが いたくなる。

しらないうちに
口が あいているのは、
はなが つまった サイン！
ちゅういが ひつようだよ！

ねむっているとき、
いびきを かいてしまう。

さて そのころ
ウイルスは…。
「はなが だめなら
こんどは 口から
入るぞ！」

「たいちょう、こんどは
ウイルスが のどに 入りこんで
わるさを しています。」

「よし、すぐに のどの
ぼうえいぶたいに しらせよう！」

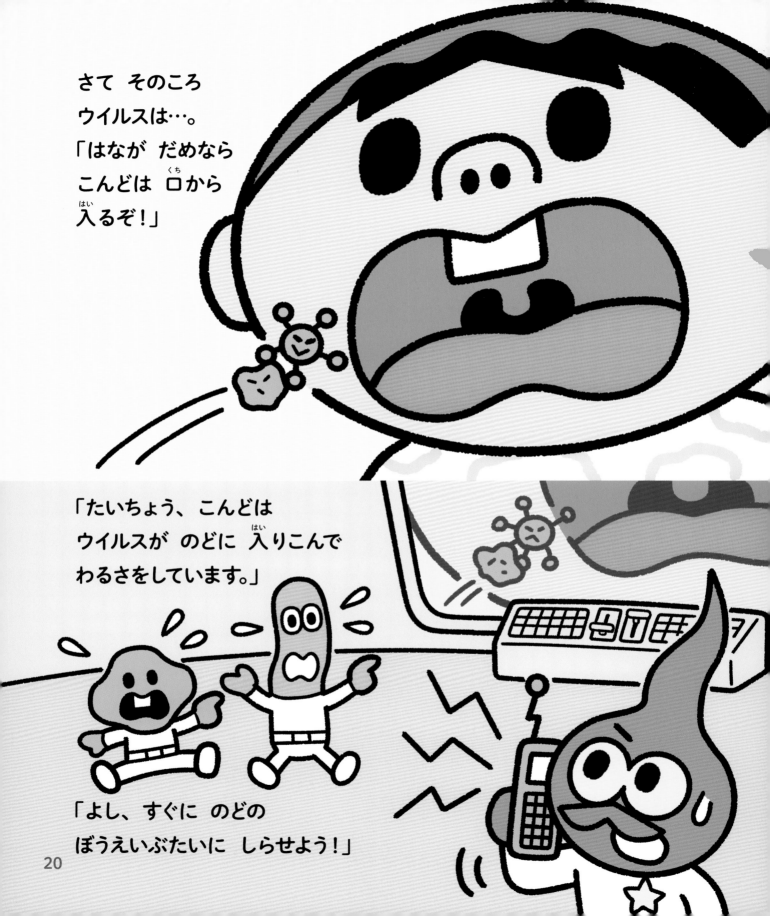

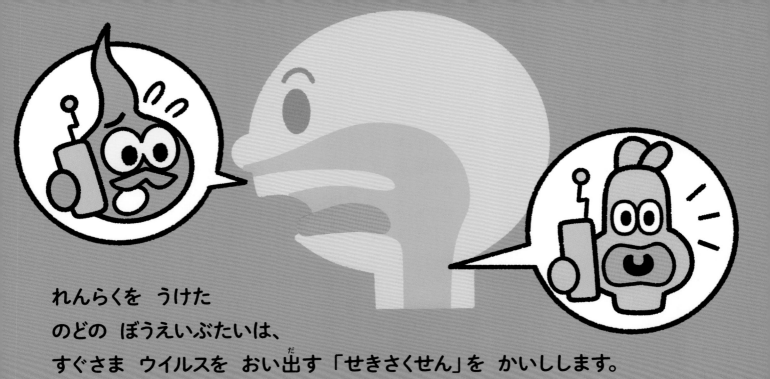

れんらくを うけた
のどの ぼうえいぶたいは、
すぐさま ウイルスを おい出す「せきさくせん」を かいしします。

「じゅんびが できしだい、せきを はっしゃ!」

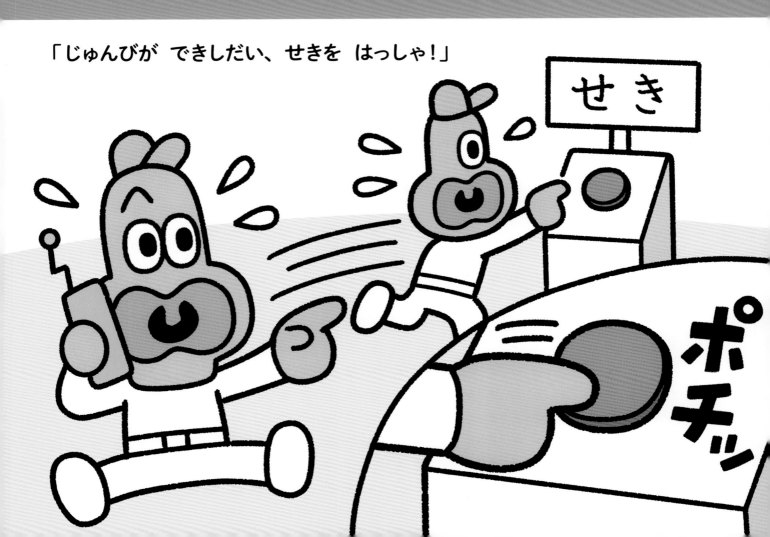

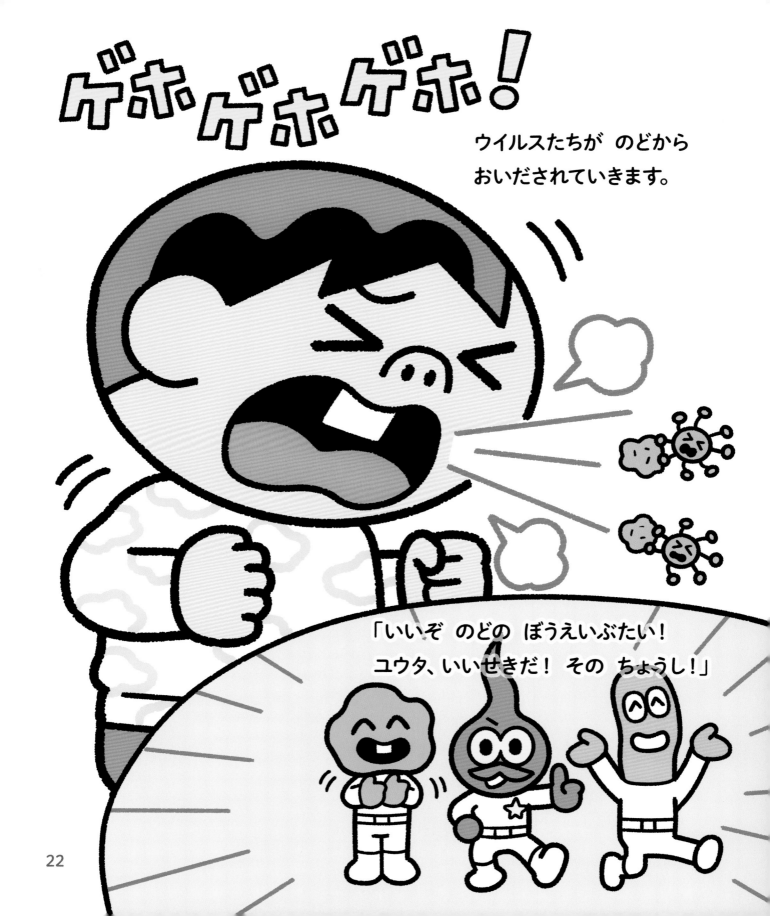

ちなみに、かぜを ひいているときに、くしゃみや せきを すると、
はな水や つばと いっしょに、ウイルスが とびちってしまう。
まわりの人に はな水や つばが かからないよう ちゅういしよう。

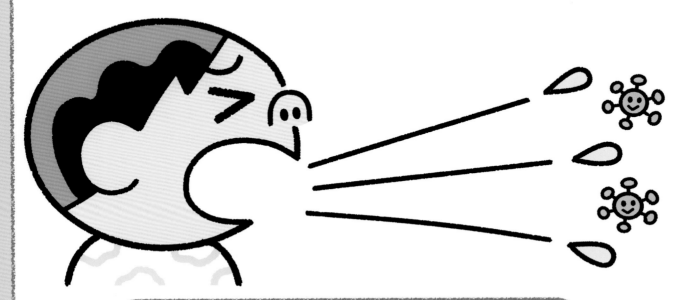

✦くしゃみと せきの マナー✦

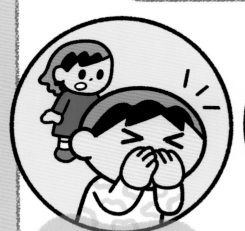

くしゃみや せきは、
人の いないほうを
むいて しよう。

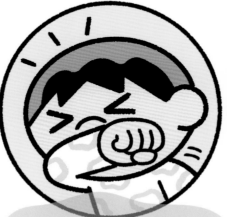

くしゃみや せきを するときは、
ハンカチや ひじなどで
はなと 口を おさえよう。

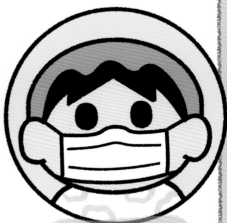

かぜを ひいている
ときは マスクを
つけよう。

23

せきさくせんで いっけんらくちゃく……　と　おもいきや、
こうげきを　くぐりぬけた　なんびきかの　ウイルスは、
ユウタの　ちの中にまで　たどりついていた…。
「ここで　なかまを　ふやして、ユウタを　びょうきにしてしまうのだ～。」
「われわれ　ウイルスの　かちですね、おやぶん！」

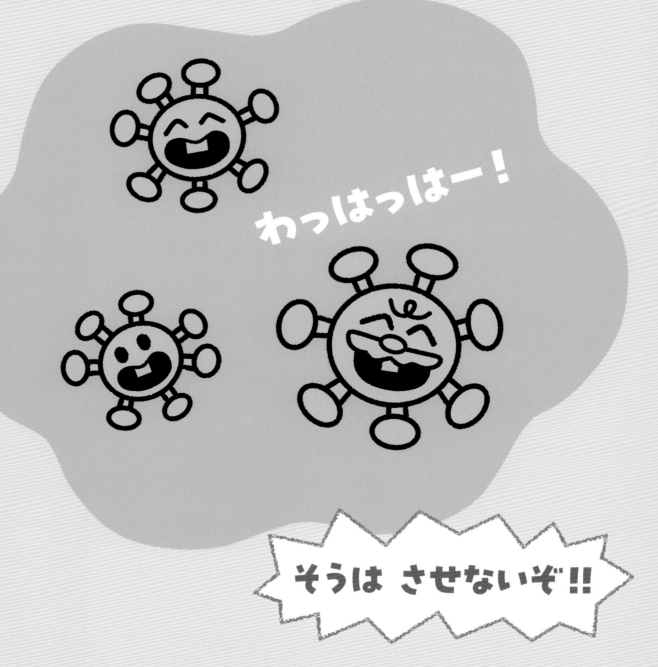

わっはっはー！

そうは　させないぞ!!

「ごようだ ごようだ！ われわれは めんえきぶたい！
ちの中で おまえたち ウイルスが くるのを まちかまえていたぞ！」
めんえきせんしたちが いっせいに ウイルスたちを たおしていきます。

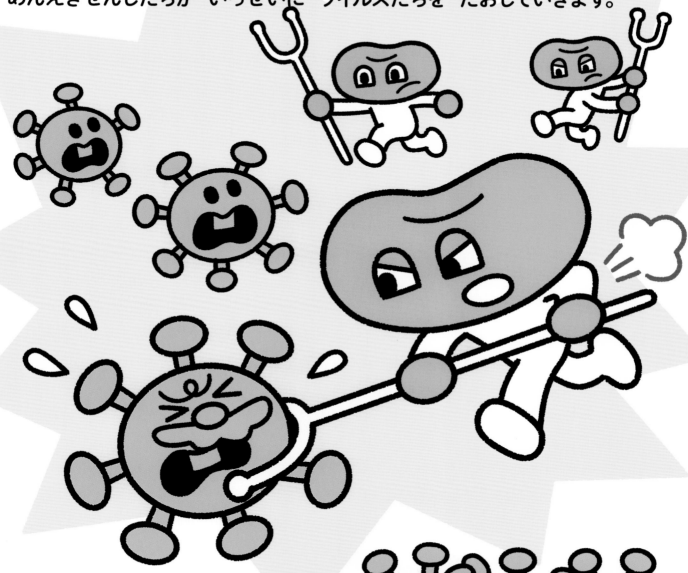

「くう… おれたちの… まけだ…。」

『めんえきさくせん』
大せいこう！！

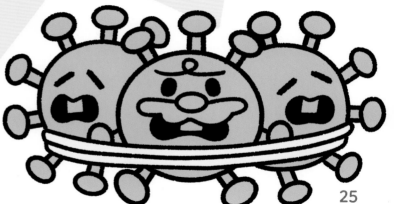

25

こうして ユウタは ウイルスたちから まもられて、
きょうも げんきに 生きています。
「ユウタの けんこうは これからも われわれが まもる!」

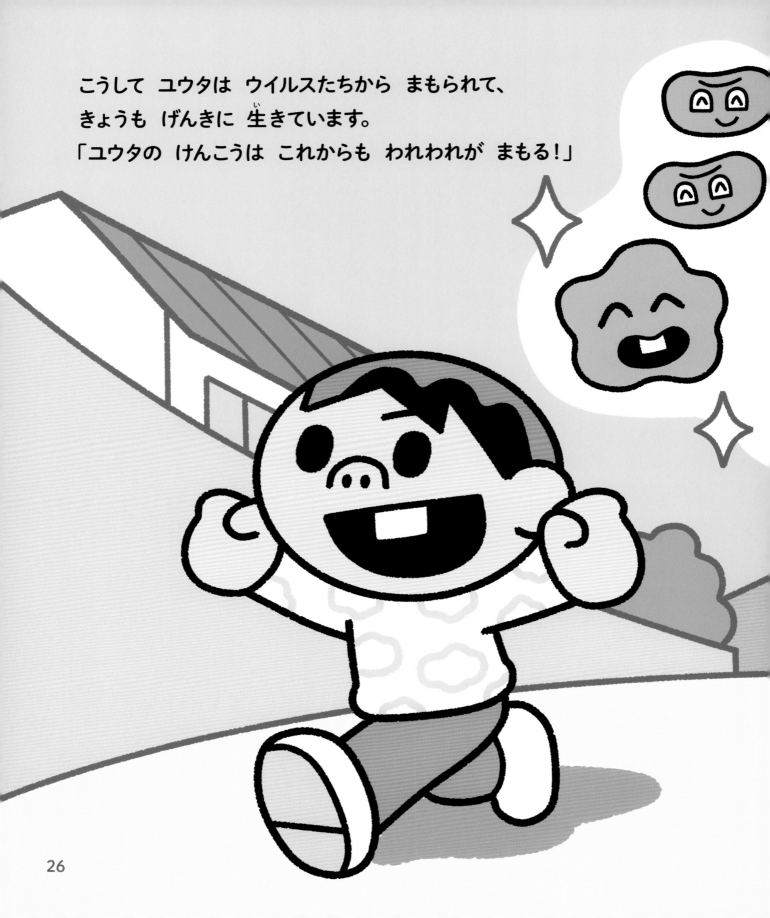

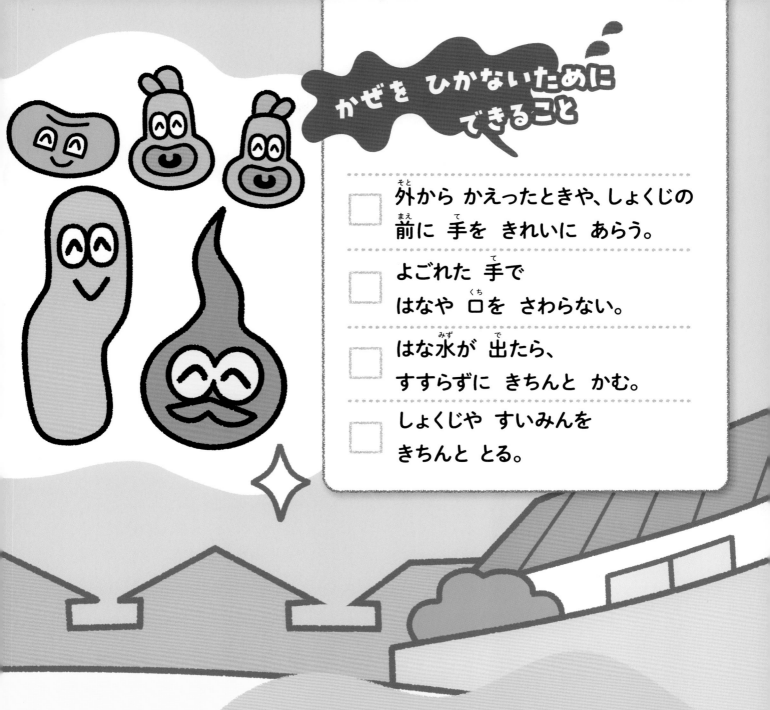

かぜを ひかないために できること

- [ ] 外から かえったときや、しょくじの 前に 手を きれいに あらう。

- [ ] よごれた 手で はなや 口を さわらない。

- [ ] はな水が 出たら、すすらずに きちんと かむ。

- [ ] しょくじや すいみんを きちんと とる。

くしゃみが 出たっていう ことは…
体の中の いろんな せんしが ウイルスなどの てきを
おい出そうと たたかったって ことなんだね。

おしまい

27

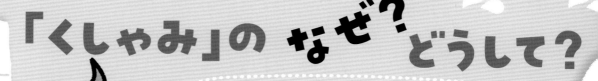

「くしゃみ」の なぜ？ どうして？

これ でた
ほけんしつ

「くしゃみ」も 「かぜ」も まだまだ
おもしろい ヒミツが たくさん あるのだ！

？ギモン かってに くしゃみが 出るのは なぜ？

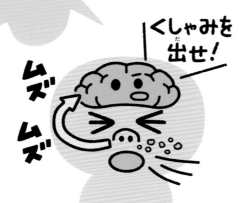

くしゃみを
出せ！

ムズ
ムズ

はなから ゴミや ホコリなどが 入ると、
はなの中に ある「しんけい」が「のう」に
そのことを しらせる しんごうを おくるよ。
すると「のう」は ゴミや ホコリを おいだすために
「くしゃみを 出せ！」と 「きんにく」に
めいれいするんだ。
こうやって「しんけい」「のう」「きんにく」が
かってに はたらいてくれるから 人は じぶんで
「出そう」と おもわなくても くしゃみが 出せるんだ。

？ギモン まぶしいときに くしゃみが 出るって ほんとう？

みんなではないけれど まぶしいと
くしゃみが 出てしまう 人が いるよ。
くらい ところから
あかるい ところへ 出たり、
光が 目に 入ったりして
まぶしいと かんじた しゅんかんに
はなの おくが ムズムズして、
くしゃみが 出るんだ。
ふしぎだよね。

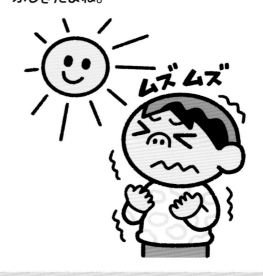

ムズムズ

ギモン3　ウイルスは なんのために 人の 体に 入るの？

ウイルスは じぶんたちだけで こどもを つくったり
なかまを ふやしたりすることが できないよ。
だから ほかの 生きものの中に 入りこんで
そこにある ざいりょうを つかい、
じぶんの コピーを つくるんだ。
ふえた ウイルスは その 生きものの 体を
こわしてしまうから ウイルスに 入られた
生きものは びょうきに なってしまうんだ。

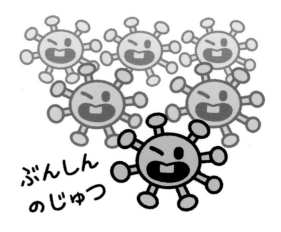

ぶんしん
のじゅつ

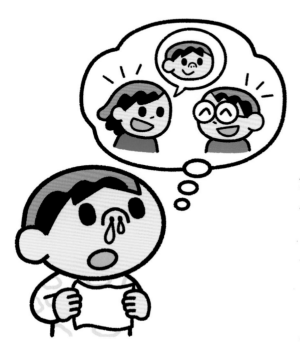

ギモン4　うわさを されると くしゃみが 出る？

くしゃみは かってに 出てしまう ものだよね？
だから むかしの人は「じぶんいがいの なにか
べつのものが じぶんに くしゃみを
させているんだ」と かんがえたんだよ。
それが だんだん へんかして 「だれかが うわさを
しているから くしゃみが 出たんだ」という
はなしが しんじられるように なったんだ。
みんなは どうおもうかな？

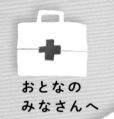

知っておきたい鼻の話

鼻はにおいを感じるだけでなく、
体の健康を守る大切な役目を持っています。
ここでは鼻の役割や、
気をつけたい鼻の病気などを
詳しく紹介します。

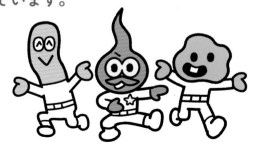

実は大切な鼻

実は人間の呼吸のほとんどは、鼻を通して行われています。

吸い込んだ空気は、鼻を通る間に加温・加湿されて、肺に負担がかからない温度や湿度に調整されます。

また、ゴミやホコリ、ウイルスなどの異物も、鼻を通ることで取り除かれます。鼻は、病気を防ぐ働きもしているのです。

そのため、くしゃみや鼻水などの鼻の不調は、生活や健康に悪い影響を及ぼします。病気の原因になる場合もあるので、普段から鼻の調子が悪くないか、気をつけておくことが大切です。

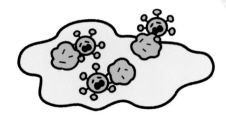

気をつけたい鼻の不調

・鼻づまり

鼻がつまると息が苦しくなるだけでなく、においがわからなくなったりします。また口呼吸になるため、のどを痛めたり、かぜを引きやすくなったりします。

・鼻水

おもに、かぜや花粉症などのアレルギー性鼻炎による、さらさらで透明な鼻水と、副鼻腔炎などによる、黄色っぽくどろどろの鼻水に分かれます。

・くしゃみ

鼻への刺激によって日常的に起こる反応ですが、続く場合はかぜやアレルギー性鼻炎、気温差による寒暖差アレルギーの疑いがあります。

鼻の病気

くしゃみや鼻水は、鼻への刺激によって起こる日常的な反応ですが、長く続いたり、他にも症状があるときは、何らかの病気が原因かもしれません。

子どもに多い鼻の病気

・急性鼻炎	いわゆる「かぜ」です。かぜのウイルスに感染し、くしゃみ、鼻水、鼻づまりなどの症状のほか、せきやのどの痛み、発熱などを伴います。通常は数日で改善します。
・慢性鼻炎	鼻の粘膜がはれて、鼻づまりの症状が続きます。急性鼻炎が長引くことなどで発症します。鼻水や嗅覚障害、頭がぼーっとするなどの症状を伴うこともあります。
・アレルギー性鼻炎	アレルギーの原因になる物質を吸い込むことで、くしゃみや鼻水、目のかゆみなどの症状があらわれます。アレルギー性鼻炎は、ダニやホコリ、ペットの毛などが原因で、1年を通じて起こる「通年性」のものと、花粉症のように決まった季節に起こる「季節性」のものがあります。
・副鼻腔炎	「蓄膿症」とも呼ばれます。細菌やかぜなどのウイルスが、鼻や、鼻の奥にある「副鼻腔」の粘膜で増殖して炎症を起こし、膿がたまる病気です。どろどろの鼻水や鼻づまり、頭痛などの症状があらわれます。また鼻水がのどに回ってせきが出ることもあります。かぜがおさまると同時に自然に治りますが、長引く場合は適切な治療が必要です。

「口呼吸」に注意！

呼吸をするときに、鼻ではなく、口から息をすってしまう「口呼吸」が問題になっています。鼻づまりが原因の場合もありますが、日常的に口呼吸になっている場合は注意が必要です。

口呼吸は、鼻のフィルター機能を通さずに空気が直接体に入るため、細菌やウイルスに感染するリスクが高まります。

集中力が低下する、疲れやすいなどの症状があらわれることもあります。「ふだんから口がポカンと開いている」「眠っている間、口が開いている」など、気になる様子があれば、耳鼻咽喉科で相談するとよいでしょう。

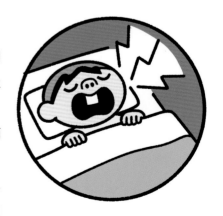

監修● 草川 功 Isao Kusakawa

元聖路加国際病院小児科医長。医学博士。専門は新生児医療、小児救急。日本小児科学会専門医・指導医、日本周産期新生児医学会専門医（新生児部門）・指導医、臨床研修指導医、日本医師会認定産業医、日本スポーツ協会認定スポーツドクター、新生児蘇生法インストラクター。監修した書籍は『新版 ここがポイント! 学校救急処置』(農文協)『そんなときどうする? 子どもの病気SOS』(マガジンハウス) など多数。

絵● コルシカ Corsica

東京都中野区生まれ。日本デザイナー学院グラフィックデザイン科2部卒。日本漫画家協会会員。2010年よりイラストレーター、漫画家として活動している。イラストを担当した書籍に、『子どもお悩み相談会-作家７人の迷回答-』(中央公論新社)『からだの性』(国土社)、『中学生のための東大生の勉強法カタログ』(学研プラス) などがある。

これがでたっていうことは … ❸

くしゃみ

監　修	草川 功
絵	コルシカ
編集協力	グループ・コロンブス
本文デザイン	石山悠子
カバーデザイン	株式会社クラップス (佐藤かおり)
発行者	鈴木博喜
編　集	森田 直
発行所	株式会社理論社

〒101-0062　東京都千代田区神田駿河台2-5
電話　営業　03-6264-8890
　　　　編集　03-6264-8891
URL　https://www.rironsha.com

印刷・製本	図書印刷株式会社　上製加工本

2024年1月初版
2024年1月第１刷発行

©2024 Rironsha,Printed in Japan
ISBN978-4-652-20595-2 NDC490 A4変型判 26cm 31p

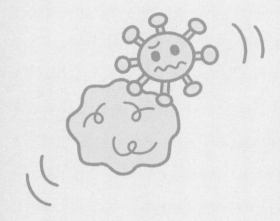